Moses BADIANJILE

Gestão de crises vaso-oclusivas em doentes com doença falciforme

Moses BADIANJILE

Gestão de crises vaso-oclusivas em doentes com doença falciforme

Gestão de crises vaso-oclusivas em crianças com doença falciforme com idades compreendidas entre os 6 meses e os 17 anos Casos CMMASS/RDC

ScienciaScripts

Cover image: www.ingimage.com

This book is a translation from the original published under ISBN 978-613-8-42922-7.

Publisher:
Sciencia Scripts
is a trademark of
Dodo Books Indian Ocean Ltd. and OmniScriptum S.R.L publishing group

120 High Road, East Finchley, London, N2 9ED, United Kingdom
Str. Armeneasca 28/1, office 1, Chisinau MD-2012, Republic of Moldova, Europe
Managing Directors: Ieva Konstantinova, Victoria Ursu
info@omniscriptum.com

Printed at: see last page
ISBN: 978-620-8-62729-4

DEDICAÇÃO

AO MEU DEUS

Mestre dos tempos e das circunstâncias, apesar das nossas fraquezas e do nosso comportamento, ele estendeu

a sua mão poderosa sobre mim e sobre os meus supervisores para que este trabalho seja um êxito.

PARA A MINHA MÃE MUSELA TSHIBANGU MADO

Mãe atenta, simples, corajosa e piedosa, ensinou-me as boas maneiras e as vantagens de um trabalho bem feito. O grande amor pelo trabalho bem feito que me incutiste ajudou-me muito a realizar esta obra.

EM MEMÓRIA DO MEU PAI BADIANJILE KENA CELESTIN

Foste arrancado do afeto de todos nós e a tua morte foi uma grande perda para mim. Só se tem um pai uma vez na vida, e eu compreendi isso.

Gostaria que estivesses hoje connosco para partilhar esta alegria há muito esperada, mas DEUS decidiu de outra forma.

AO MEU MENTOR E CO-DIRECTOR JEPHTE BAMBI

Um supervisor disponível e compreensivo, apesar das suas múltiplas ocupações e dos outros estudantes sob a sua supervisão, sabe dar tempo a todos. As orientações que me dão para o meu trabalho sempre funcionaram.

AGRADECIMENTOS

Agradeço a DEUS por nos ter permitido chegar ao fim do nosso trabalho.

Gostaria de agradecer a todas as pessoas que me ajudaram de alguma forma, tanto durante os meus estudos como durante este trabalho:

AO CASAL PASTORAL TUJIBIKILE TSHIBANGU

O vosso apoio a todos os níveis, o vosso encorajamento e o vosso afeto não me faltaram.

À MINHA IRMÃ MAIS NOVA KENA KENA ESPERANCE E AO SEU MARIDO KONGOLO SAMY

Nunca senti falta do vosso apoio, especialmente do vosso apoio financeiro. Estejam certos do meu profundo amor.

A MA TANTINE BAMUBILE TSHIBANGU Godée

Nunca senti falta do vosso apoio, especialmente do vosso apoio financeiro. Estejam certos do meu profundo amor.

A TODOS OS MEUS IRMÃOS E IRMÃS DO LADO DA MINHA MÃE E DO MEU PAI

Pelo vosso encorajamento e votos de sucesso. AO MEU PROFESSOR DIRECTOR Dr. BODI
Um grande homem no mundo da ciência, um homem que formou muitos anciãos, mas que aceitou que eu também fizesse parte dos seus discípulos, estou muito contente com isso.

FAMÍLIAS TSHIBANGU E KENA

Não mencionarei nomes por receio de me esquecer de alguns. Obrigado por todo o vosso apoio.

ÍNDICE

RESUMO

Este foi um estudo documental e retrospetivo de 12 meses, realizado num contexto pediátrico em Kinshasa. O objetivo geral foi avaliar o método de tratamento da dor através de incrementos analgésicos recomendados pela Organização Mundial de Saúde (OMS) para a dor falciforme.

O estudo envolveu 220 doentes com células falciformes de ambos os sexos, com idades compreendidas entre os 6 meses e os 17 anos, que estavam a sofrer uma crise dolorosa. A duração média do tratamento foi de 5 dias, consoante a gravidade dos sintomas dolorosos.

A intensidade da dor foi avaliada através das escalas EVA (escala visual analógica) e DEGR (pain enfant Goustave Roussy).

A eficácia do tratamento analgésico foi sistematicamente avaliada à 2ª hora. A faixa etária dos 6 aos 10 anos foi a mais afetada (40%). Em 52,27% dos casos, a dor foi aliviada por um analgésico de nível I (Paracetamol) e em 47,73% por um analgésico de nível II (Temgesic).

Em 50% dos nossos doentes, a dor diminuiu em mais de 12 horas, com uma média de 9 horas, em comparação com apenas 31,8% que diminuíram em menos de 12 horas.

Quanto menos intensa for a dor, mais curto será o período de sedação.

INTRODUÇÃO

1 DECLARAÇÃO DO PROBLEMA :

A anemia falciforme deriva de duas palavras gregas: "DREPANON", que significa "FAUCILLE" e "CYTOS", que significa "CELLULE"(1). "Anemia SS", que se refere ao tipo de hemoglobina presente no sangue(2). Ou Chama-se "anemia falciforme" devido ao aspeto em forma de foice dos glóbulos vermelhos afectados(1). Trata-se de uma doença hereditária caracterizada por uma anomalia estrutural da hemoglobina responsável por um processo de polimerização em situação de desoxigenação *1, 2+. É uma verdadeira doença da dor e a causa de crises dolorosas repetidas, por vezes insuportáveis, temidas pelos pais e muitas vezes insuficientemente tratadas *3+. Doença complexa, a sua evolução continua a ser difícil de prever, apesar de um melhor conhecimento dos riscos e de uma prevenção cada vez mais organizada. Para além do polimorfismo genético, o polimorfismo clínico desta doença exige múltiplas competências clínicas e biológicas, o que pode justificar o tratamento destes doentes em centros especializados *4+. A anemia falciforme afecta mais de 100 milhões de pessoas em todo o mundo(6) e é a hemoglobinopatia mais frequente nos negros(4,5), representando 9% dos negros americanos e 12% dos negros das Índias Ocidentais. Encontra-se também em alguns países árabes e europeus, com uma prevalência na Europa estimada em cerca de 1/850 *6,7) Em França, o número de crianças que sofrem da doença é estimado em cerca de 3.000, em Itália em 2.850 e na Grécia em 2.500 *3, 4+. Em África, é a doença genética mais comum e, por conseguinte, um verdadeiro problema de saúde pública. Todos os anos nascem duzentas mil crianças com doença falciforme e metade delas morre antes dos 5 anos de idade(7). No Norte de África, cerca de 5% da população tem doença falciforme. Na África Ocidental, a incidência chega a 20%(9). No Mali, a prevalência da doença falciforme é estimada em 12% em média, com a forma major representando 1 a 3% [8]. Na África Central, nomeadamente na RDC, no Congo Brazzaville e na Nigéria, 40% da população sofre desta hemoglobinopatia. A doença falciforme é uma doença genética com uma prevalência estimada de 2% na população geral da República Democrática do Congo (RDC)(29). Em África, a elevada morbilidade e mortalidade associadas a esta doença devem-se a condições socioeconómicas precárias, à falta de organização e de equipamento nas unidades de saúde e à escassez de pessoal médico qualificado [5]. Uma das prioridades da OMS é a luta contra a dor. Com este objetivo em mente, numa conferência da OMS em Milão, em

1982, foi desenvolvido o método de tratamento da dor por etapas de analgésicos, que desde então se tornou uma recomendação da OMS para o controlo da dor em todo o mundo [6].

2. JUSTIFICAÇÃO DO ESTUDO

Na RDC, como em vários outros países, a crise dolorosa é a principal causa de internamento hospitalar dos doentes com células falciformes e é o próprio símbolo da dor violenta em pediatria. É responsável por hospitalizações frequentes e por vezes prolongadas, bem como pelo absentismo escolar*6,7+.

3. OBJECTIVO DO ESTUDO :

Tendo em conta o exposto, pensámos que seria útil iniciar este estudo sobre as crises vaso-oclusivas, a fim de ajudar a melhorar a gestão desta dor em crianças com doença falciforme na nossa comunidade.

4. OBJECTIVOS

4.1. OBJECTIVO GERAL :

Avaliar o tratamento das crises vaso-oclusivas em crianças com doença falciforme internadas no Centro de Anemia e Medicina Mista da SS.

4.2. OBJECTIVOS ESPECÍFICOS :

- Determinar a frequência das crises vaso-oclusivas nas crianças com anemia falciforme internadas no SS.
- Descrever as caraterísticas sócio-demográficas dos doentes com anemia falciforme.
- Descrever o seu quadro clínico de admissão.
- Especificar o tratamento de alívio da dor em vigor.
- Determinar a sua evolução clínica.

GERAL

II.1. INFORMAÇÕES GERAIS SOBRE A DOENÇA FALCIFORME :

II.1.1. Definição: *10+

A anemia falciforme é uma doença genética definida pela presença de hemoglobina (HbS) anormal nos glóbulos vermelhos. Trata-se de uma hemoglobinopatia qualitativa, principalmente da raça negra, cuja patogénese envolve uma mutação pontual no códão número 6 da cadeia beta da globina do resíduo hidrofílico de glutamato da hemoglobina A do adulto por um resíduo hidrofóbico de valina. Este facto reduz a solubilidade da hemoglobina, que tende a precipitar.

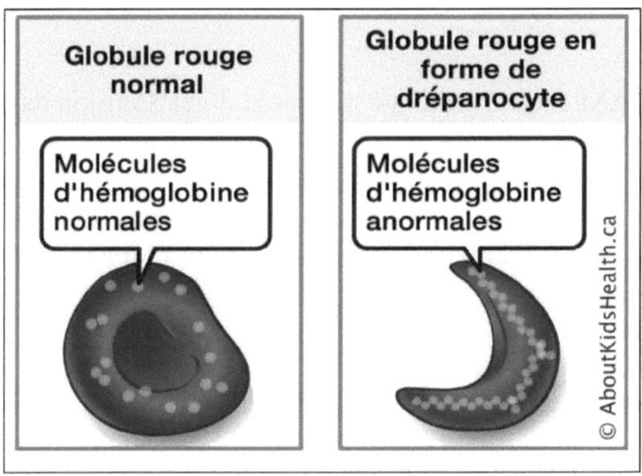

Os glóbulos vermelhos normais são bicôncavos, circulares e passam facilmente através dos capilares sanguíneos graças à sua forma e flexibilidade; os glóbulos vermelhos saudáveis são capazes de mudar de forma para poderem passar através dos vasos. Quando deixam de ter a forma correta e se assemelham a uma foice, a sua flexibilidade e capacidade de mudar de forma nos vasos sanguíneos deixam de ser possíveis. Os glóbulos vermelhos anormais assemelham-se a uma foice, uma ferramenta agrícola curva, como uma lâmina semicircular. São frequentemente descritos como tendo uma forma de lua crescente, e é a alteração da forma dos glóbulos vermelhos que, em última análise, conduz a muitas doenças.

II.1.2. História: [6, 8, 9, 10,11]

Conhecida desde há muito tempo na tradição médica africana, a anemia falciforme só foi estudada no século XX, inicialmente nos negros americanos. Em 1910, HERRICK definiu a doença como uma nova entidade clínica, descreveu o aspeto em forma de foice dos glóbulos vermelhos e explicou a anemia pela sua hiper-hemólise.

Em 1917, EMMEL descobriu que os glóbulos vermelhos de doentes falciformes mantidos durante um certo período de tempo protegidos do ar se tornavam falciformes (princípio do teste de EMMEL), um fenómeno não observado em indivíduos normais.

Em 1949, Pauling demonstrou a natureza anormal da hemoglobina através da eletroforese, descrevendo assim a primeira doença molecular. Nos anos 50, DIGGS contribuiu para a descrição clínica exacta das diferentes manifestações da doença.

Em 1957, INGRAM demonstrou que a hemoglobina S diferia da hemoglobina A (HbA) do adulto apenas por um aminoácido, nomeadamente o sexto aminoácido do terminal N hidrofílico da sua cadeia beta.

Em 1966, ROBINSON chamou a atenção para a suscetibilidade particular destes indivíduos ao pneumococo.

Em 1969, PEARSON individualizou o conceito de asplénia funcional. E, a partir de 1972, o diagnóstico pré-natal da doença foi perspectivado por KAN e VALENTI, e por SOUTHERM em 1978, através do estudo do ADN.

II.1.3. LEMBRETE DA HEMOGLOBINOGÉNESE:(27)

A hemoglobina, o pigmento colorido que dá aos glóbulos vermelhos a sua cor vermelha, representa 95% das proteínas intracelulares. O papel fisiológico da hemoglobina é principalmente o transporte de oxigénio dos pulmões para os tecidos, mas também facilita a eliminação do dióxido de carbono.

- **Estrutura da hemoglobina :**

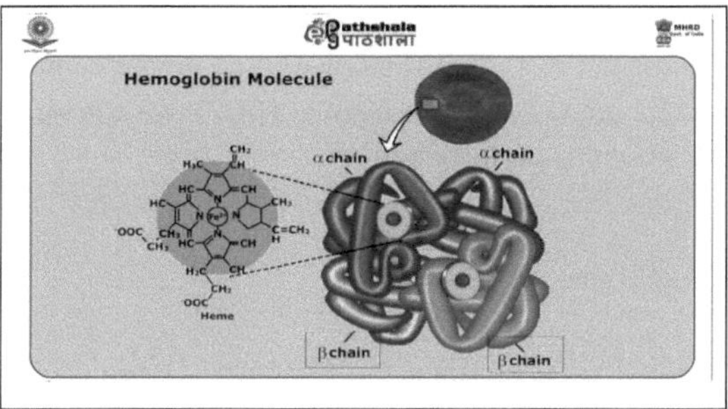

É um complexo orgânico cíclico estrutural que inclui um grupo prostético, o heme, e uma parte proteica, a globina.

Heme

É formada pela protoporfirina IX, à qual está ligado um átomo de ferro no estado ferroso. A protoporfirina é constituída por 4 anéis de pirrol ligados por pontes de metenilo. O ferro no heme liga-se aos quatro átomos de azoto no centro do núcleo da protoporfirina, formando duas outras ligações de coordenação no lado do plano do heme. O oxigénio só pode ligar-se ao heme se estiver no estado ferroso. Um heme está ligado a uma cadeia de globina e forma uma subunidade. As quatro subunidades encaixam-se para formar um tetraedro: a molécula de hemoglobina.

Cadeias de globina

Existem dois tipos de famílias de cadeias de globina: cadeias da família α e cadeias da família β. É a natureza das cadeias que define a hemoglobina. De facto, existe sempre um emparelhamento de duas cadeias do tipo α com duas cadeias do tipo β. A produção de hemoglobina nos seres humanos caracteriza-se por duas grandes alterações na composição da hemoglobina.

➢ Durante a vida embrionária, existem dois tipos de cadeia α: A cadeia ζ, que aparece primeiro, e depois a cadeia α. Da mesma forma, existem dois tipos de cadeias da família β: a cadeia ε específica deste período e a cadeia γ (ou fetal). Por conseguinte, no embrião, existem 3 tipos de hemoglobina: Gower 1 (ζ2 ε2), Gower 2 (α2) e Portland (ζ 22).

➢ A estrutura da hemoglobina fetal (HbF) (α2 γ2) é detetável a partir da quinta semana de vida intra-uterina. A sua síntese atinge uma taxa de 90% entre a 8ª e a 10ª semana (mais ou menos constante até ao nascimento). A transição da hemoglobina fetal para a hemoglobina adulta ocorre durante o período perinatal e termina no final do primeiro ano de vida.

➢ A hemoglobina normal nos adultos é constituída principalmente por HbA (α2 β2) em cerca de 97%, uma pequena fração de HbA2 (α2 δ2) em 2 a 3% e vestígios de HbF (α2 γ2), menos de 1%.

- Função da hemoglobina

A hemoglobina transporta o oxigénio molecular (O2) dos pulmões para os tecidos e o dióxido de carbono (CO2) dos tecidos para os pulmões. A sua afinidade pelo O2 varia em função da sua pressão parcial (PO2). Esta afinidade, modulada pelas interações heme-heme da estrutura tetraédrica, é medíocre a uma PO2 baixa, o que permite o transporte de O2 para os tecidos. Aumenta consideravelmente com PO2 elevada e a curva de dissociação da hemoglobina tem uma forma sigmoidal caraterística. O 2,3-difosfoglicerato (2,3 DPG), formado durante a glicólise anaeróbica, liga-se à cavidade central da hemoglobina desoxigenada à medida que as ligações α1-β2 e α2- β1 se soltam. Esta ligação leva a uma diminuição da afinidade da hemoglobina pelo O2. Normalmente, a P50 (PO2 na qual a hemoglobina está 50% saturada) é de 26 mm Hg. In vivo, o teor de O2 arterial é de 95 mmHg com 95% de saturação, enquanto o sangue venoso tem uma pressão parcial de 40 mmHg e 70% de saturação.

II.1.4. GENÉTICA :

II.1.4.1. Caracterização genética :

A doença das células falciformes é herdada de forma autossómica codominante. Para o clínico, parece ser recessiva porque apenas os homozigotos estão gravemente doentes; para o bioquímico, é dominante porque a hemoglobina S está presente tanto nos heterozigotos como nos homozigotos em níveis obviamente diferentes *6+. Ocorre numa criança com uma alteração (mutação) em ambas as cópias do gene envolvido na produção de hemoglobina [6,12].

Uma destas cópias é herdada do pai e a outra da mãe; na maior parte das vezes, os pais não têm doença falciforme, mas uma das cópias do gene está alterada em ambos. Pode então prever-se um estudo genómico, o método PCR, que é uma técnica de amplificação do ADN utilizada para identificar uma hemoglobinopatia *6; 12].

II.1.4.2. Factores de prognóstico genético ou haplótipos [6,9].

Os haplo-tipos são a combinação de vários locais de restrição (ou seja, sequências de bases específicas) no gene βs. Cinco deles, nomeadamente os haplótipos bantu, beninense, camaronês, árabe-indiano e senegalês, são considerados determinantes do prognóstico da doença falciforme devido ao seu desequilíbrio de ligação com a mutação βs. Pensa-se que reduzem a gravidade global da doença.

II.1.5. Epidemiologia :

A distribuição étnica e geográfica da doença falciforme é notável. Os negros africanos da cintura falciforme, que se estende desde o paralelo 15 de latitude norte até ao paralelo 20 de latitude sul, são os mais afectados. É por vezes observada em indivíduos não melanodermas no Médio Oriente, Arábia Saudita, Grécia e Norte de África, onde está frequentemente associada a outras hemoglobinopatias como a talassemia e a hemoglobina C *6+. Como resultado da deslocação da população africana para a Europa Ocidental, a doença falciforme está agora presente em França, Inglaterra, Portugal, Bélgica, Países Baixos e Alemanha*10+. A coincidência entre áreas endémicas de células falciformes e áreas de infestação de malária levou à hipótese de que os doentes com células falciformes heterozigóticas AS têm uma vantagem selectiva sobre os indivíduos AA normais no que diz respeito à malária *6+.

II.1.6. FISIOPATOLOGIA :

➢ **Falciformação :**

A hemoglobina S oxigenada é tão solúvel como a Hb A adulta, mas é menos estável e polimeriza quando desoxigenada: formação de cristais, *3+ gelificação. Nos doentes heterozigóticos falciformes, a concentração eritrocitária de HbS é demasiado baixa para que ocorra a falcização. Em contrapartida, nos indivíduos SS, a falcização ocorre facilmente nos capilares, favorecida pela acidose, desidratação, febre, hipoxia, esforço intenso ou stress*3,6+. Numerosos estudos concluíram que existe um atraso muito variável de um glóbulo vermelho para outro no fenómeno de polimerização e depois de falcização quando são submetidos a uma baixa Po2. O estudo foi repetido em solução concentrada de Hb e demonstrou-se que o principal fator que influenciava o tempo de polimerização era a concentração de Hb. Este facto evidenciou a importância da concentração de Hb dos glóbulos vermelhos no desenvolvimento de um distúrbio de deformabilidade suscetível de conduzir a uma perfusão defeituosa dos microvasos. Esta observação tornou-se clinicamente útil através de considerações sobre a importância de uma boa hidratação celular *13].

➢ **Trombose e hemólise :**

Isto explica-se pela presença de células falciformes rígidas, que aumentam a viscosidade do sangue e, por conseguinte, o tempo de trânsito nos capilares, onde se aglomeram, levando à oclusão da microcirculação e a enfartes*10+. Para além disso, as células falciformes são frágeis e são destruídas prematuramente pelo sistema reticuloendotelial. É de salientar que o tempo de vida de um eritrócito falciforme é de 10 a 12 dias, em comparação com os 120 dias de um eritrócito normal *6+. A frequência de infecções na doença falciforme pode ser explicada pela existência de enfartes viscerais onde as bactérias se multiplicam. As defesas imunitárias, enquanto tal, parecem ser pouco afectadas *10+.

II.1.7. . Semiologia: [11]

No estado normal e na ausência de complicações, a doença resulta numa anemia hemolítica crónica, que é geralmente bem tolerada. A palidez é muitas vezes claramente visível nas membranas mucosas. A anemia é bastante bem tolerada na vida quotidiana e os doentes são mais ou menos normalmente activos. No entanto, a situação deteriora-se rapidamente em caso de esforço prolongado, nomeadamente no desporto, ou em caso de mudança brusca de temperatura. É frequente a iterícia conjuntival, claramente devida a hiper-hemólise. A esplenomegalia aparece precocemente no decurso da doença, por volta dos 6 meses. É firme e permanece palpável até aos 6-8 anos de idade, altura em que normalmente começa a involuir e deixa de ser clinicamente percetível aos 8-10 anos de idade. Na doença falciforme, existe portanto uma verdadeira auto-esplenectomia que pode ser associada à involução progressiva do órgão e à sua fibrose, por vezes com calcificações devidas a micro-infartos múltiplos e repetidos.

O baço pode desempenhar um papel desfavorável na evolução da doença de 3 formas:

- pela perda do seu valor funcional durante a infância, o que pode levar a infecções;
- ao abrandar a circulação intra-esplénica, promovendo a hemólise;

• por último, pode aumentar de volume progressiva ou abruptamente e sequestrar uma grande parte da massa sanguínea; trata-se, portanto, de uma crise de sequestro esplénico, cuja gravidade deve ser sublinhada. O fígado pode ser normal, mas muitas vezes está apenas moderadamente aumentado, palpável até alguns centímetros do rebordo costal; pode ocorrer um aumento maior durante a evolução da doença, mas este deve ser investigado como uma complicação.

II.1.8.1. Crise vaso-oclusiva: (ver ponto 1.2.)

II.1.8.2. Anemia :

Em geral, o nível basal de Hb dos doentes com células falciformes mantém-se estável entre 6,5 e 9g/dl. Esta anemia crónica é bem tolerada *4+. Neste contexto de hemólise crónica, a evolução das grandes síndromes falciformes pode ser pontuada por episódios de anemia aguda, cujos principais mecanismos são *5+ :

• Crise hiper-hemolítica: Os episódios de crise hemolítica podem ocorrer em qualquer idade *5+. Estão frequentemente associados a um processo infecioso, em particular a malária no nosso contexto, ou a uma deficiência de G6PD *5,6+. O tratamento consiste numa simples transfusão de concentrado de glóbulos vermelhos ou, na sua ausência, de sangue total *5+.

• Crises de sequestro esplénico: Estas crises são comuns em bebés e crianças pequenas *5+. O início é abrupto e marcado pelo aparecimento súbito de anemia-iterícia, colapso hipovolémico, esplenomegalia com sequestro da maior parte dos glóbulos vermelhos *6+.

A evolução da doença é rapidamente fatal, exigindo um tratamento precoce e adequado baseado numa transfusão de sangue de emergência*5,6+.

A morte ocorre na ausência de transfusão; se houver sobrevivência, as recorrências são frequentes e podem levar à consideração de esplenectomia ou ao início de um programa de transfusão [5,6].

De facto, na ausência de um rastreio neonatal e de uma eletroforese sistemática da hemoglobina nos recém-nascidos de mães com um teste EMMEL positivo, é provável que os bebés com este tipo de complicação tenham morrido antes de ser diagnosticada a doença falciforme *5+.

• Eritroblastopenia aguda transitória: Pode ocorrer em qualquer idade e segue-se geralmente a uma infeção nasofaríngea; o parvovírus B19 é a causa clássica*5,6+. É diagnosticada por um agravamento rápido da anemia, que é regenerativa, sem aumento da iterícia ou do volume do baço, associada a pouca ou nenhuma reticulocitose *5+. A recuperação é geralmente espontânea, mas é frequentemente necessária uma transfusão de sangue até ao restabelecimento da eritropoiese *5,6+.

A sua indicação tem em conta a diminuição do nível basal de Hb e a tolerância clínica da anemia *5+.

II.1.8.3. Complicações infecciosas :

São extremamente comuns e continuam sendo a principal causa de morbidade e mortalidade em crianças com doença falciforme, principalmente na infância [6,14].

Estas pontuam o curso da vida de uma criança com anemia falciforme, colocando-a frequentemente em risco. Nos bebés, mesmo uma infeção viral trivial pode desencadear subitamente um sequestro esplénico agudo ou sub-agudo *6+. São também responsáveis por crises vaso-oclusivas através da febre, da hipoxia e da desidratação, que são todos factores da doença falciforme *8+. Daí o círculo vicioso entre infeção e doença falciforme. As infecções mais comuns são a pneumonia, a meningite e a septicemia, a osteomielite e, em menor escala, as infecções do trato urinário e do intestino . Os germes envolvidos são variados, mas alguns são claramente dominantes: pneumococo, salmonela, mas também haemophilus influenzae b e micoplasma [11]. Podem também ser observadas infecções virais pós-transfusionais, como o VIH e a hepatite B e C *5+.

II.1.8. .4. Acidentes vaso-oclusivos graves :

As manifestações mais típicas e frequentes das principais síndromes falciformes são: *5+

II.1.8.4.1. Manifestações neurológicas

Estas são dominadas por lesões no SNC, em particular acidentes vasculares cerebrais, e representam uma proporção significativa da mortalidade geral associada à doença falciforme. Tendem a ser recorrentes e muitas vezes levam a sequelas neurológicas persistentes e incapacitantes *8+. Os acidentes vasculares cerebrais podem ocorrer em qualquer idade, embora sejam ligeiramente mais comuns em pessoas mais jovens. Podem ser observados dois tipos de lesões anatómicas.

• Enfartes cerebrais: São provocados por uma obstrução parcial ou total dos grandes vasos intracranianos. A sintomatologia clínica, geralmente brutal, é marcada por cefaleias, convulsões, por vezes problemas de comportamento, seguidos do aparecimento de hemiplegia e eventualmente afasia em poucas horas ou dias. Em alguns casos pode ocorrer coma, mas é pouco frequente *8+.

• Hemorragia intracraniana: É rara e excecional em crianças com doença falciforme. Ocorre geralmente entre os 14 e os 36 anos, com uma idade média de 25 anos, e tem normalmente um início súbito com coma e hemiplegia precedidos de um curto período de cefaleias frequentemente violentas *8+. Do ponto de vista terapêutico, a introdução de um programa de transfusões ao longo da vida é o único método de prevenção das recidivas, cuja eficácia é unanimemente reconhecida *5+.

***II.1.8.4.2.* Síndrome torácica aguda (SCA): (ver ponto 1.2.) II.1.8.4.3. Priapismo: (ver ponto 1.2.)**

***II.1.8.5.* Complicações ósseas: Na sequência de uma CVO, podem temer-se duas complicações:**

• Infarto ósseo: É secundário à obliteração de uma artéria de médio calibre e ocorre por vezes após o ataque. A crise óssea dura 3 a 5 dias. A persistência da dor óssea, sobretudo se acompanhada de sinais inflamatórios locais, é altamente sugestiva de enfarte. A localização mais perigosa é a cabeça osso femoral, que é facilmente necrosado devido a uma redução significativa do seu fornecimento de sangue [4].

• Osteomielite: Infeção hematogénica do osso, causada principalmente por salmonelas, contra as quais os doentes com anemia falciforme têm fraca defesa *4,15+.

Segue-se frequentemente à OVC e desenvolve-se no interior de um enfarte ósseo. O diagnóstico destes dois tipos de lesões ósseas é muito difícil. Uma vez que o tratamento é muito diferente, é importante poder utilizar a cintigrafia óssea *4+.

1.8. Complicações crónicas: Surgem na infância e a sua frequência tende a aumentar com a idade. Estão principalmente ligadas à hemólise crónica, à isquémia e à anemia*5+.

II.1.8.6. Litíase biliar

É frequentemente assintomática e deve ser investigada por ecografia abdominal, pelo menos uma vez por ano, a partir dos 5*5 anos de idade.

Sintomaticamente, observa-se uma hepatomegalia por vezes dolorosa e litíase biliar pigmentada na ecografia abdominal *6+. Em termos de tratamento, alguns autores defendem a abstenção e o controlo, uma vez que os cálculos são assintomáticos durante muito tempo; outros, pelo contrário, recomendam a colecistectomia sistemática para evitar complicações agudas que requerem tratamento de emergência com resultados incertos [5].

II.1.8.7. Retinopatia

Assintomática durante muito tempo, deve ser sistematicamente procurada em doentes com células falciformes. Surge geralmente na adolescência e ocorre mais cedo nos doentes com SC do que nos doentes com SS *8+. O diagnóstico baseia-se na angiografia da retina. O tratamento da retinopatia consiste na foto-coagulação por laser desde a fase de proliferação capilar (fase III) até à prevenção da hemorragia vítrea (fase IV) e do descolamento da retina (fase V) *5+. No entanto, dada a raridade dos défices visuais, o elevado custo do tratamento com laser e o risco de complicações, esta indicação deve ser tratada com precaução.

II.1.8.8. Osteonecrose

Trata-se de uma das complicações mais graves da anemia falciforme e faz parte das complicações crónicas desta doença. A osteonecrose epifisária asséptica é comum na doença falciforme, afectando principalmente a cabeça do fémur, mas também a cabeça do úmero, o côndilo femoral, o planalto tibial, o talo e o tarso . A doença da cabeça do fémur é a mais grave em termos funcionais. As cintigrafias ósseas podem fornecer uma indicação precoce de osteonecrose da cabeça do fémur *15+. A maior esperança de vida destes doentes, e por vezes o atraso no diagnóstico, significa que um número relativamente elevado de lesões osteoartríticas degenerativas aparece na idade adulta [15]. O tratamento consiste em simples descarregamento e acompanhamento pela equipa ortopédica com vista a uma possível cura cirúrgica *5+.

II.1.8.9. Úlcera da perna

Isto é favorecido por um nível basal baixo de Hb e HbF, o que pode explicar a sua relativa raridade nos nossos doentes. O tratamento consiste em pensos protectores que permitem a cicatrização, mas pode ocorrer recorrência após um ano em ambos os casos *5+.

II.1.8.8. Danos cardíacos

*Estas são as consequências de uma anemia crónica e de micro-infartos repetidos. As complicações isquémicas são comuns em crianças com doença falciforme homozigótica, mas o coração não parece ser o órgão alvo.

A deteção precoce da isquémia do miocárdio nestas crianças pode prevenir complicações cardíacas. O tratamento específico da doença falciforme com hidroxiureia é discutido na presença de anomalias claras na perfusão do miocárdio.

II.1.8.9. Manifestações renais:[17]

•Diminuição da concentração de urina: Esta é uma caraterística constante nos indivíduos homozigóticos e é rara nos heterozigóticos. Leva a uma poliúria de 2 a 3 litros/dia. Existe, portanto, um risco de desidratação, que é um fator de desencadeamento da doença falciforme.

•Hematúria: pode ser micro ou macroscópica. É comum na doença falciforme, especialmente em jovens. - Infecções do trato urinário: A imunidade deficiente e a hipovascularização do doente falciforme favorecem as infecções. O ambiente do doente falciforme deve ser saudável, pois pode ser um reservatório de germes.

•Outros sintomas incluem insuficiência renal aguda ou crónica e síndrome nefrótica.

II.1.9. Diagnóstico da doença falciforme :

É essencialmente biológica. Deve ser suspeitada na presença de qualquer anemia clínica ou biológica, de infecções recorrentes, de antecedentes familiares e de dores abdominais ou articulares desde a infância. Os testes utilizados são :

II.1.9.1. EMMEL ou técnica do metabissulfito de sódio

*18+ Baseia-se na transformação das células falciformes; tem apenas valor orientador e não permite diferenciar as diferentes formas de doença falciforme. O seu objetivo é identificar a doença falciforme através da privação de oxigénio nos glóbulos vermelhos.

II.1.9.2. Hemograma :

Pode revelar uma anemia regenerativa constante, mas variável, frequentemente de cerca de 6 a 8g/dl de Hb *6+.

II.1.9.3. Análise do ADN de fibroblastos fetais: É utilizada para o diagnóstico pré-natal *18+.

II.1.9.4. Teste do ditionito-ureia ou teste ITANO

Trata-se de um teste de despistagem simples baseado na precipitação da HbS num meio redutor reversível após a adição de *6+ ureia. Estes testes podem orientar o diagnóstico, mas só a eletroforese da Hb pode confirmar o diagnóstico, especificando a forma de hemoglobinopatia.

II.1.9.5. Eletroforese de Hb: [6]

É efectuada a um pH alcalino num suporte de acetato de celulose ou a um pH ácido num gel de ágar-citrato. Confirma o diagnóstico ao demonstrar a presença de HbS a um nível muito elevado (90 a 97%); a ausência de Hb A do adulto; e a presença de Hb F em maior ou menor grau (particularmente em bebés).

II.1.9.6. Teste de isoelectrofocussão em recém-nascidos

Trata-se de uma técnica de eletroforese em gel de poliacrilamida com gradiente de pH que utiliza alta voltagem. Permite uma melhor caraterização das variantes estruturais da Hb, destacando diferenças subtis no ponto isoelétrico. As hemoglobinas anómalas podem assim ser detectadas mesmo em recém-nascidos.

II.1.10. Formas clínicas :

II.1.10.1. Forma homozigótica

Apresenta-se como uma anemia hemolítica crónica intercalada com ataques de anemia aguda e CVO, frequentemente complicada por infecções bacterianas graves. Por vezes, é assintomática durante 5 a 6 meses, porque os glóbulos vermelhos contêm um elevado nível de HbF, que impede a formação de células falciformes. A eletroforese de Hb mostra 90-97% de HbS e 3-10% de HbF *10+.

II.1.10.2. **Forma heterozigótica**

Regra geral, assintomáticos, sem anemia e com uma esperança de vida normal. Foram relatadas CVO abdominais, osteoarticulares ou neurológicas associadas a infeção, esforço ou hipoxia. As formas ruidosas correspondem provavelmente à doença falciforme β-talasso e não à verdadeira doença falciforme heterozigótica. A presença de hemólise aguda deve levar à procura de outra causa, como a deficiência de G6PD. A eletroforese da Hb revela a presença de HbA e HbS, mas a um nível inferior a 50% na maioria dos casos *10+.

II.1.10.3. **Formas associadas :**

Associar outra hemoglobinopatia hemoglobinose S.

- Dupla heterozigotia S/C: Esta é a hemoglobinose mais comum depois da anemia falciforme e caracteriza-se pela presença de duas hemoglobinoses, S e C, em heterozigotia. É particularmente comum na população negra da África Ocidental. A base fisiopatológica da dupla heterozigotia SC é a mesma que a da anemia falciforme SS: é a falcização dos glóbulos vermelhos que causa as manifestações clínicas [19].

A eletroforese da Hb não apresenta HbA, a HbS e a HbC são iguais (45-55%), a HbF varia entre 2-10%, ou seja, ligeiramente mais baixa do que nas formas SS, e a HbA2 é normal a 1-3% [10].

- Anemia falciforme: São comuns e devem ser subdivididas de acordo com o tipo de talassemia β+ ou β°. Existem dois modos de expressão da talassemia S/β+, um grave em que a HbA não ultrapassa os 15% e outro bastante benigno em que a HbA ronda os 25%. A expressão clínica é bastante variável na sua gravidade, que é geralmente comparável à da talassemia S/β+ homozigótica *10+.

- Outros tipos: [6]

São elas: persistência hereditária de Hb fetal; hemoglobinose D Punjad; doença falciforme S/O Árabe e doença falciforme A/S Antilhas.

II. 1.11. Tratamento :

II.1.11.1. **Gestão terapêutica: [4]**

O objetivo desta atualização não é abordar o tratamento completo da doença falciforme. No entanto, alguns elementos são fundamentais para melhorar o resultado da doença .

➢ Tratamento da CVO :

Tratamento da dor e proteção dos tecidos do enfarte [6].

Uma crise óssea precoce pode ser tratada em casa com analgésicos e hiper-hidratação. Se o tratamento falhar num prazo de 24 horas, o doente deve ser internado no hospital. Isto não se aplica aos bebés, que devem ser imediatamente internados no hospital *4+.

No hospital, duas acções terapêuticas são realizadas em conjunto: o alívio da dor e a hiper-hidratação.

➢ Analgésicos: A dor é tratada por fases, desde os analgésicos de nível I até à morfina, com base numa avaliação muito rigorosa da intensidade da dor, utilizando escalas de avaliação adequadas à idade [4].

➢ Hiper-hidratação: [20]

A base teórica para esta prática é a desidratação celular dos glóbulos vermelhos falciformes ligada ao efeito Gardos e ao aumento da viscosidade do sangue em estado estacionário e a sua acentuação durante a CVO. A solução de hiper-hidratação utilizada é o soro glicosado isotónico (SGI), ao qual é adicionado bicarbonato, cujos efeitos benéficos na anemia falciforme não foram demonstrados, e que só é utilizado se houver sinais de acidose.

Para a hiper-hidratação oral, o leite de coco, muito apreciado, é amplamente recomendado, assim como a água da torneira, os sumos de frutas locais e outras bebidas doces. Na prática, em caso de OVC grave, a infusão intravenosa é a regra: 3l/m2/24horas, ou seja, 150ml/kg/24horas. A hiper-hidratação oral, embora menos eficaz, pode ser prescrita, mas sobretudo em regime ambulatório.

➢ Oxigenoterapia: está indicada se necessário.

➢ Antibioticoterapia: discutida numa base, orientada para o pneumococo ou alargada, mas não é sistemática. Pode mesmo ser efectuada na ausência de febre se se suspeitar ou diagnosticar uma infeção bacteriana *20+.

➢ Transfusão: O objetivo é corrigir a anemia mal tolerada e reduzir o nível de hbS para evitar as consequências da doença falciforme. Trata-se de uma transfusão simples ou de uma transfusão de troca *21+.

- Transfusão simples: Está indicada em caso de queda dos níveis de Hb clinicamente mal tolerada (sequestro esplénico agudo; eritroblastopenia aguda;

síndrome torácico agudo; acidente neurológico agudo; preparação para cirurgia de longa duração).

- Transfusão de troca: Trata-se de uma transfusão efectuada ao mesmo tempo que a sangria, com o objetivo de obter uma troca isovolémica. É efectuada ocasionalmente ou a longo prazo (troca programada). Troca pontual: as suas indicações são variadas: Acidente vascular cerebral, OVC hiperalgésica resistente aos analgésicos principais, trombose arterial, falha da etilefrina no priapismo, perioperatório, etc.

▪ Troca programada: é uma indicação absoluta em casos de acidente vascular cerebral anterior (ineficácia da hdroxiureia), a fim de manter os níveis de hbS inferiores a 30%, que são necessários para evitar recorrências. A troca é efectuada a cada 4 a 6 semanas.

II.12.2 Medidas preventivas :

Baseiam-se na prevenção de crises hemolíticas ou de CVO e de complicações infecciosas durante o acompanhamento da criança falciforme *5+.
Estas medidas preventivas devem ser aplicadas desde a infância. No entanto, as síndromes falciformes ainda são diagnosticadas tardiamente em África porque não existe um programa sistemático de rastreio neonatal*19+.
Estas medidas incluem :

► Prevenção CVO :

O objetivo é evitar os factores desencadeantes, promover uma alimentação regular e equilibrada e recomendar uma ingestão adequada de água, sobretudo em períodos febris, durante o exercício físico e em climas quentes *11+. Por fim, qualquer patologia suscetível de provocar hipoxia deve ser tratada vigorosamente *4+.

► Prevenir a infeção :

É essencial em ambientes tropicais. Deve preocupar os doentes com SS, bem como os heterozigotos compostos que também estão sujeitos a asplenia funcional e ao risco de infecções graves *4, 5, 19, 20+.

▪ A penicilina oral é administrada de forma sistemática a partir dos 3 meses de idade, com a administração diária de penicilina oral em 2 ou 3 doses, até aos 5 anos de idade, em doses que variam entre 50 000 e 100 000 UI/kg/dia.

▪ Vacinação com a vacina pneumocócica conjugada aos 2, 3 e 4 meses, com um reforço aos 16-18 meses.

▪ Todas as vacinas devem ser efectuadas regularmente e renovadas. Entre elas, o PEI e as vacinas particularmente recomendadas para os doentes falciformes, que são as vacinas contra o haemophilus influenzae b, pneumo 23 aos 2 anos de idade com um reforço a cada 3 anos, e a vacina contra a meningite A+C, que é altamente recomendada [4].

▪ Devem ser tomadas outras medidas profilácticas anti-infecciosas, nomeadamente contra a malária e as parasitoses intestinais.

Promover a utilização de redes mosquiteiras tratadas com inseticida durante a estação das chuvas *5+.

Quanto à prevenção das parasitoses intestinais, esta justifica-se pela extrema frequência destas doenças entre as crianças no contexto africano. A desparasitação sistemática com Albendazole é recomendada para crianças dos 0 aos 5 anos de idade.

▪ A prevenção das infecções virais pós-transfusionais baseia-se na utilização racional das transfusões, mas sobretudo no rastreio sistemático dos dadores de sangue para a deteção da infeção pelo VIH e das hepatites C e B.

Estas medidas devem ser combinadas com a suplementação de ácido fólico, que é particularmente útil em África, onde a dieta geralmente não fornece folatos suficientes [5].

Deve ser prescrita continuamente durante toda a vida para compensar as necessidades decorrentes da intensa atividade regenerativa da medula óssea *4+. Prescreve-se uma dose de 5 a 10 mg/dia durante 15 dias/mês. No entanto, é importante explicar os benefícios e os procedimentos aos pais para evitar o abandono do tratamento quando a doença é apenas ligeiramente sintomática. Suplementação de ferro na dose de 3 a 5 mg/kg/dia durante dois a três meses em qualquer criança que apresente uma diminuição da Hb basal e da contagem de reticulócitos associada a microcitose e hipocromia de início recente *5+.

► Aconselhamento genético: o seu objetivo é detetar, informar e prevenir. Um destes meios de ação é o diagnóstico pré-natal (DPN), que permite aos casais em risco genético (AS, beta talassémia A) obter um diagnóstico do feto no início da gravidez através da análise do ADN dos fibroblastos ou do sangue fetal recolhido. No entanto, a desvantagem é que este diagnóstico levanta sérias questões éticas e psicológicas [6].

► Monitorização: O acompanhamento da criança falciforme deve ser regular e não excessivamente restritivo. Consiste em monitorizar o estado basal (hemograma e reticulócitos), detetar complicações e assegurar uma boa prevenção destas complicações [4].

II.1.11.3 Tratamento de base

O seu objetivo é reduzir ao máximo a frequência das OVC e melhorar a qualidade de vida destes doentes. São indutores da síntese de hemoglobina fetal:

Hidroxi ureia (Hydréa):

Este antineoplásico inibe a síntese de ADN e aumenta a concentração de HbF nos glóbulos vermelhos. É utilizado há alguns anos na doença falciforme para reduzir o número de crises falciformes *4+. Reduz igualmente os receptores de adesão endotelial, diminuindo assim a frequência das crises falciformes *6+. Numerosos estudos experimentais sugerem que, para além destes efeitos, a hidroxi ureia pode reduzir os fenómenos inflamatórios que contribuem para a obstrução vascular. Está indicada para os doentes com crises dolorosas frequentes e para os doentes com síndromas torácicos recorrentes. Alguns autores recomendam-na também em casos de anemia muito grave e em muitas situações que exigem programas de transfusão, que ela substitui.

Eritropoietina humana recombinante :

Utilizada isoladamente ou em associação com a hidroxi ureia, poderia ter um efeito sinérgico na reatividade da síntese de HbF induzida por esta última, pelo que poderia ser indicada nos doentes falciformes insuficientemente protegidos das crises dolorosas pela hidreia. A dosagem necessária ainda não é conhecida.

Butirato e seus derivados :

Actuam diretamente no promotor do gene gama responsável pela síntese da cadeia gama da Hb F *6+.

Modificadores transmembranares do transporte de iões :

Reduzem a desidratação dos eritrócitos através da inibição da atividade dos canais membranares responsáveis pela perda de água. São eles o canal de Gardos dependente do cálcio, inibido pela administração de clotrimazol oral, e o canal responsável pelo co-transporte de KCL, que pode ser inibido pelo magnésio. Encontram-se ainda em fase de ensaios clínicos*6,13+.

Transplantes alogénicos familiares de medula óssea ou de sangue do cordão umbilical:

Esta é a única terapêutica curativa para a doença falciforme. O seu objetivo é substituir os glóbulos vermelhos SS por glóbulos vermelhos AA ou AS, eliminando assim as complicações e, eventualmente, reparando as lesões existentes. Só é possível se existir um potencial dador compatível com o HLA na família do doente, que seja heterozigótico ou não tenha o traço. As indicações são síndromes torácicas recorrentes, OVC grave e recorrente, AVC e priapismo recorrente. A desvantagem é a rejeição em 10-15%, a mortalidade em cerca de 10% e o custo muito elevado *6+.

Terapia genética :

Trata-se de uma técnica de ponta que consiste em agir diretamente sobre os genes responsáveis pela doença. No caso da anemia falciforme, a medula óssea do doente é recolhida, as células são geneticamente modificadas com uma proteína terapêutica e reinjectadas no doente, cujos glóbulos vermelhos passarão a funcionar normalmente para sempre*7+.

II .2. DESCRIÇÃO DA CRISE DOLOROSA DAS CÉLULAS FALCIFORMES :

II.2.1. Fisiopatologia :

A ocorrência de CVO pode ser explicada por dois fenómenos:

II.2.1.1. Necrose avascular da medula óssea: [10]

Deve-se a enfartes provocados por glóbulos vermelhos falciformes na medula óssea hematopoiética e é responsável pela osteonecrose que se manifesta por crises ósseas dolorosas, como a síndrome "pé-mão", dores osteoarticulares, dores abdominais devidas à necrose avascular da coluna vertebral ou de uma costela inferior (projeção dolorosa no abdómen).

II.2.1.2. Vaso-oclusão propriamente dita :

Resulta da obstrução dos vasos sanguíneos por eritrócitos falciformes rígidos e de elevada viscosidade, levando a enfarte a jusante no território correspondente com anóxia tecidular [10]. De facto, o glóbulo vermelho não se comporta como um recipiente passivo para a Hb, mas tem toda uma série de funções que podem contribuir para a fisiopatologia. No entanto, foi demonstrado que os glóbulos vermelhos são altamente heterogéneos, estando a heterogeneidade mais óbvia ligada à sua idade. Existe uma população reticulocítica abundante que conserva um certo número de caraterísticas que podem, paradoxalmente, contribuir para os fenómenos vaso-obstrutivos.

A vaso-obstrução pode ser modelada como um colapso microvascular localizado e multifatorial, sine qua non dependente da presença de glóbulos vermelhos pouco ou nada deformáveis. Alguns estudos demonstraram a contribuição dos neutrófilos para o risco destes acidentes. O sistema de coagulação, em sentido lato, está moderadamente ativado, mas não parece desempenhar mais do que um papel secundário neste tipo muito específico de trombose *13+.

II.2.2. Semiologia da dor do CVO

O aparecimento de ataques intermitentes, geralmente imprevisíveis e recorrentes de dor moderada ou grave. Não existe explicação para a grande variabilidade clínica.
*3+. Os primeiros sinais surgem nos primeiros meses de vida e, mais raramente, após os 4-5 anos de idade. Trata-se de complicações agudas num contexto de anemia hemolítica crónica. São irregulares, geralmente imprevisíveis e podem ocorrer espontaneamente ou ser provocadas por qualquer situação que conduza a hipoxémia. Podem ocorrer em todo o corpo, mais frequentemente na coluna vertebral, joelho, tornozelo, cotovelo e fémur, mas podem ocorrer em vários locais sucessivos durante o mesmo ataque*22+. Outros sintomas incluem dores de cabeça, dores dentárias, priapismo e síndrome pé-mão ou dactilite em bebés*3+. O tipo de dor é rapidamente máximo, profundo, lancinante ou latejante, por vezes opressivo, exacerbado pela mobilização, com uma duração média de dois a três dias *algumas horas a uma ou duas semanas+. A resolução espontânea pode ser rápida ou progressiva ao longo de vários dias. O exame físico é geralmente normal, embora possa haver alguma vermelhidão local e um ligeiro inchaço; contracturas e rigidez muscular; dor à palpação e um ligeiro aumento da temperatura *3,22+.

II.2.2.1. Dor abdominal: [8]

Ocorrem isoladamente ou em associação com crises osteoarticulares, especialmente em crianças, e variam em intensidade e topografia. Podem durar 3 a 5 dias e depois desaparecem gradualmente. Os sinais de íleo paralítico, os vómitos e a cessação dos movimentos intestinais e dos gases são muito sugestivos. O diagnóstico de urgência é delicado e devem ser discutidas em pormenor outras afecções abdominais agudas, como numa criança sem doença falciforme. A frequência e a gravidade da pielonefrite, que pode ser a causa da dor abdominal febril, devem ser realçadas, assim como a ocorrência mais rara de episódios de dor abdominal associados ao fígado cardíaco no caso de cardiopatia falciforme avançada. Uma síndrome de dor abdominal pode estar associada a necrose papilar, o que não é raro nas principais síndromes falciformes, mas também nas formas AS.

II.2.2.2. Dor osteoarticular :

O seu mecanismo está ligado à isquémia secundária à obliteração da microcirculação nos territórios ósseos, peri-articulares e dos tecidos moles. Segue-se uma inflamação.

- Síndrome pé-mão ou dactilite: [15]

Específica para bebés com anemia falciforme e anemia falciforme, é a manifestação mais comum e frequentemente reveladora da doença durante o primeiro ano de vida.

Reflecte a CVO das extremidades, envolvendo os pequenos carpos, tarso, metacarpos e metatarsos e, frequentemente, as falanges. O envolvimento é agudo e transitório. A dactilite pode, por vezes, regredir sem sequelas; pode limitar-se a uma mão ou a um pé. O quadro clínico caracteriza-se por uma tumefação aguda da superfície dorsal do tecido mole correspondente, muito dolorosa, impotência funcional total e febre.

A evolução é geralmente favorável, com regressão espontânea dentro de uma a três semanas. No entanto, é possível uma superinfeção, resultando numa dactilite aguda, que mais tarde se transforma em osteomielite da mão ou do pé. O organismo causador é quase sempre a salmonela.

As radiografias mostram inicialmente apenas edema dos tecidos moles; por volta do décimo dia, aparecem apêndices periosteais e zonas de osteoporose e condensação; a cintigrafia é muito eficaz.

- Dor osteoarticular em crianças e adultos:

As lesões ósseas e articulares na doença falciforme são muito comuns; ocorrem precocemente e são responsáveis pelas incapacidades mais graves na idade adulta. As crises dolorosas dos ossos longos são as mais típicas, assim como as dores peri-articulares. Podem ser únicas ou múltiplas, frequentemente precedidas de desconforto ou dor local algumas horas antes. Um ataque completo conduz quase sempre a uma impotência local e a dor, frequentemente muito violenta, impede a criança de se mover espontaneamente. Estas caraterísticas clínicas podem estimular a febre reumática ou a artrite aguda. As vértebras são frequentemente afectadas e as regiões condroesternais podem ser afectadas, dando origem a dores precordiais ou torácicas que estimulam a pericardite ou a pleuropneumonia. Estes ataques duram cerca de 3 a 4 dias.

II.2.2.3. **Dor no peito: [23]**

As complicações pulmonares agudas na doença falciforme são frequentes e estão agrupadas sob o termo síndrome torácica aguda ou SÍNDROME TORÁCICA AGUDA. É uma das principais causas de morte em pacientes com doença falciforme. Clinicamente, é definida pela combinação de dor torácica, dispneia e sinais radiológicos torácicos. Constitui uma emergência diagnóstica e terapêutica. É provável que alguns casos menos típicos de síndrome torácica aguda sejam confundidos com infecções agudas das vias respiratórias inferiores, nomeadamente pneumonia e broncopneumonia. A etiologia exacta permanece indeterminada em mais de metade dos casos. Para além da oxigenoterapia, o tratamento requer hiper-hidratação, analgesia, transfusão de sangue ou, na sua falta, uma simples transfusão.

II.2.2.4. **Priapismo :**

Definida como uma ereção prolongada e frequentemente dolorosa, é uma emergência urológica rara em crianças *24+. É devida a uma trombose uni ou bilateral dos corpos cavernosos. É uma das formas mais graves de OVC e uma das principais complicações da doença falciforme, devido à dor e desconforto que provoca e, sobretudo, à impotência sexual a que pode conduzir em consequência da fibrose secundária dos corpos cavernosos [11].

É mais frequentemente secundária à anemia falciforme e ocorre principalmente à noite. Pensa-se que as relações sexuais e as erecções nocturnas fisiológicas, que geram estase nos corpos cavernosos, desempenham um papel contributivo. O priapismo agudo (com duração superior a 3 horas) requer punção e lavagem urgentes dos corpos cavernosos para evitar danos funcionais permanentes. É quase sempre precedido por episódios de priapismo intermitente que se resolvem espontaneamente*11+.

Foi demonstrada a eficácia do estimulante alfa (etilefrina) em crianças com doença falciforme, tanto no priapismo intermitente como no priapismo agudo tratado numa fase precoce*24+.

O priapismo desaparece frequentemente em poucas horas com a hiper-hidratação. Tal como acontece com a OVC major, o priapismo prolongado ou recorrente é uma indicação alargada para a transfusão de sangue *11+.

II. 3. CONTROLO DA DOR DE ACORDO COM OS CRITÉRIOS DA OMS

II.3.1. AVALIAÇÃO DA DOR :

- Autoavaliação (25)

Diz respeito a crianças com idade igual ou superior a 6 anos e foi efectuado utilizando a escala EVA (escala visual analógica). Trata-se de um método rápido e fácil de autoavaliação (pela própria criança) a partir dos 6 anos: é uma linha de 10 cm marcada por uma régua equipada com um cursor definido por duas extremidades: de um lado, não há dor e, do outro, a dor máxima, a pior que se possa imaginar. Durante um ataque, todos os graus de dor são possíveis, desde o mais ligeiro ao mais extremo.

INTERPRETAÇÃO :1-3: dor de intensidade ligeira

4-5: dor moderada 6-10: dor intensa

- . Heteroavaliação: (26)

Diz respeito a crianças com menos de 6 anos e baseia-se na utilização de medidas comportamentais. Foi efectuada com base na escala DEGR (dor em crianças) de Gustave Roussy, que define a dor em função de três parâmetros: atonia psicomotora, posições analgésicas e queixas.

	CONTRIBUIÇÃO				
PARÂMETRORES	0	1	2	3	4
1. POSIÇÃO ANTÁLGICA REST	ABSENTE	A CRIANÇA EVITA CERTAS POSIÇÕES	ELE EVITA CERTAS POSIÇÕES NÃO VISÍVEIS	ELE ESCOLHE UMA POSIÇÃO PARA ALIVIAR A DOR	PROCURA A POSIÇÃO MAS NÃO A ENCONTRA
2. EM FALTA D'EXPRESSIVITE	A CRIANÇA VIVA E DINÂMICA	PARECE ESCURO	PELO MENOS UM DOS SINAIS : RECURSO DE FACE LITTLE EXPRESSIVO ;REGARD MORNE	TODOS OS SINAIS DE 2 JUNTOS	ROSTO FURIOSO COMO SE ESTIVESSE AUMENTADO
3. PROTECÇÃO ESPONTÂNEA DE ZONAS DOULOUREUSES	A IL PROTEGE-SE A SI PRÓPRIA	EVITA OS CONFRONTOS VIOLENTOS	ELE PROTEGE O SEU CORPO	LIMITA TODOS OS TOQUES	TODOS OS CUIDADOS NECESSÁRIOS PARA PROTEGER
4. QUEIXAS SOMÁTICAS SEU	NÃO DE RECLAMAÇÕES	QUEIXA SEM EXPRESSÃO EMOCIONAL	EXPRESSÃO FACIAL EXPRESSIVA NT LA PLAI NTE	ELE VESTIDO ATENÇÃO PARA DIZER QUE DÓI	GEMINAÇÃO QUE ACOMPANHA A DOR
5.DESINTERET FOR THE WORLD EXTERNO	ESTÁ INTERESSADO NO AMBIENTE COM ENERGIA	ELE ESTÁ INTERESSADO EM O AMBIENTE ENT	ESTÁ ABORTADO	INCAPAZ DE JOGAR	ELE É INDIFERENTE

INTERPRETAÇÃO: Dor moderada se DEGR$\leq$ a 16 Dor intensa se DEGR$>$ a 16.

II.3.2. Tratamento das crises dolorosas: (26)

➢ Analgésicos :

A dor é tratada por fases com analgésicos segundo a classificação da OMS.

Dor ligeira: Analgésicos de nível I com ou sem AINEs orais em ambulatório.

▪ Paracetamol: 10-15mg/kg/por cada 4 a 6 horas.

▪ Ácido niflúmico: 40 mg/kg/dia por via oral, sob a forma de gel ou por via intrarrectal (a partir de 10 kg).

▪ Ibuprofeno: 10 mg/kg/6 a 8 horas; supositório e suspensão bebível para bebés com idade igual ou superior a 6 meses e comprimidos para crianças mais velhas.

▪ ASPIRINA: 25 a 50 mg/kg cada 6 .

▪ Cetoprofeno (Profenid*): ½ comprimido a 1 comprimido a cada 8 .

Dor moderada de intensidade moderada: Analgésicos de nível I e/ou II, com ou sem AINE. Tratamento em hospital de dia ou em regime de internamento: via parentérica seguida de via oral.

▪ Injeção de paracetamol (perfalgan*): 15mg/kg de 6 em 6 horas por infusão lenta durante 15 minutos.

▪ Injeção de cetoprofeno (Profenid*): 25 a 75 mg/kg ou 1 a 2 ampolas na receção diluídas em 100 ml de glucose a 5%, depois 1 ampola de 8 em 8 horas por via intramuscular.

▪ Temgesic injetável 0,3 mg/ml: 1 ampola de 12 em 12 horas por injeção intravenosa ou intramuscular lenta; ou sublingual 0,2 mg/ml de 8 em 8 horas numa dose de 15 a 25µg/kg.

Dores intensas: opióides agonistas fortes puros sem limite de dosagem São necessários para todas as dores intensas. Estes medicamentos são simples de administrar e aliviam eficazmente a dor na maioria das crianças. O opióide forte de eleição na lista modelo de medicamentos essenciais da OMS é a morfina; os seus substitutos são a hidromorfona, a metadona e o fentanil. A petidina não é recomendada para uso prolongado devido à acumulação do seu metabolito tóxico.

MORFINA ORAL

Morfina de libertação imediata :

▪ Cloridrato de morfina: na maioria das crianças, a dose inicial recomendada é de 0,15-0,3 mg/kg de 4 em 4 horas, ajustada individualmente até a dor estar sedada.

▪ Sulfato de morfina: Actiskenan* - Morfina de libertação prolongada

▪ Skenan*, comprimido 1 dose/12 horas.

▪ Kapanol, na dose de 0,6 mg/kg de 8 em 8 horas ou 0,9 mg/kg de 12 em 12 horas. Estão disponíveis preparações orais de sulfato e cloridrato de morfina.

As soluções aquosas são amargas, pelo que as crianças preferem o medicamento misturado com um xarope aromatizado.

™ Injeção de morfina :

As suas vias de administração são: subcutânea; intravenosa; epidural na dose de 0,15-0,3 mg/kg/4 horas.

™ Contra-indicações para a morfina :

▪ Insuficiência respiratória ;

▪ Síndrome oclusiva ;

▪ Incerteza diagnóstica no abdómen.

™Efeitos secundários da morfina oral :

Quando prescrita de acordo com as recomendações, a morfina não provoca depressão respiratória, oclusão, sedação prolongada, perturbações mentais ou dependência de drogas. Os doentes ou os seus pais devem ser informados da possibilidade de ocorrência dos quatro efeitos secundários mais frequentes: obstipação, vómitos, sonolência e náuseas. Outros efeitos secundários são possíveis mas raros: alucinações; confusão; disfonia; tonturas; pesadelos; acordar com um sobressalto; mioclonia; retenção urinária; sudação; prurido. A obstipação é um efeito indesejável constante, pelo que as prescrições de morfina devem ser acompanhadas de uma prescrição de um laxante, tal como a codeína.

➢ Medidas de carácter geral

• Hiper-hidratação: 150 ml/kg/dia. A via parentérica foi utilizada para as crises moderadas a graves e a via oral para as crises ligeiras.

- Repouso, imobilização dos membros dolorosos.
- Oxigenação: se associada a hipoxia.
- Antibióticos: não são úteis para a dor, mas são indicados em caso de dúvida.
- Transfusão se necessário, mas o impacto na dor em si nunca foi avaliado.

MATERIAIS E MÉTODOS

II.1. MATERIAL

A. RECURSOS HUMANOS

II.1.1. ENQUADRAMENTO DO ESTUDO :

O nosso estudo foi realizado na enfermaria pediátrica do Centro de Medicina Mista e de Anemia SS. Este centro está situado na comuna de Kalamu, distrito de Funa, Kinshasa/DRC.

II.1.2. PERÍODO DE ESTUDO :

O nosso estudo abrangeu o período de 1 um de janeiro a 31 de dezembro de 2018.

II.1.3. POPULAÇÃO DO ESTUDO :

A nossa população de estudo era constituída por crianças com doença falciforme com idades compreendidas entre os 6 meses e os 17 anos.

II.1.4. INCLUSÃO E NÃO-INCLUSÃO

III.4.1. INCLUSÃO :

Foram incluídos no nosso estudo indivíduos que preenchiam os seguintes critérios:

- Crianças com idades compreendidas entre os 6 meses e os 17 anos, independentemente do sexo;
- Doença falciforme conhecida ou confirmada;
- Ser admitido no serviço de pediatria com antecedentes de crises vaso-oclusivas durante o período em causa.

III.3.2. CRITÉRIOS DE NÃO-INCLUSÃO :

Foram excluídos os doentes com registos incompletos.

B. MATERIAIS NÃO-HUMANOS

Para realizar o nosso trabalho, utilizámos principalmente :

- Registo do serviço de pediatria
- Registos médicos dos doentes
- Fichas de recolha de dados
- Computador portátil

II.2. MÉTODOS :

II.2.1. TIPO DE ESTUDO :

Trata-se de um estudo documental e retrospetivo.

II.2.2. TAMANHO DA AMOSTRA :

A nossa amostra era constituída por todas as crianças que cumpriam os critérios de inclusão.

II.2.3. Técnica de amostragem :

Procedemos a uma amostragem exaustiva dos casos.

III.2.4. Parâmetros de interesse

CATEGORIAS	PARÂMETROS
SOCIODEMOGRÁFICO	Repartição dos doentes por: grupo etário; sexo; desempenho escolar; grau de parentesco
CLÍNICAS	Distribuição dos pacientes de acordo com a presença de células falciformes na família; tempo de aparecimento da 1ª CVO; noção da síndrome mãos-pés; frequência mensal das crises dolorosas, factores que desencadeiam a crise; local da dor; peso; intensidade da dor
PARACLÍNICA	Distribuição dos doentes por: eletroforese da hemoglobina; outros testes realizados (GE, Rx, etc.); patologias associadas
TRATAMENTO	Distribuição dos doentes de acordo com: nível de analgesia; tratamento associado ou adjuvante; tempo de internamento,

III.2.5. DEFINIÇÕES OPERACIONAIS :

a. Frequência: uma caraterística que ocorre em intervalos mais ou menos frequentes.

b. Fator sócio-demográfico: trata-se de um critério de segmentação da população baseado em variáveis como a idade, o sexo, a habitação, etc.

c. Irmãos: todos os irmãos e irmãs da mesma família

d. Analgésicos ou analgésicos: são medicamentos destinados a reduzir a dor.

e. Dor: uma sensação física, emoção ou sentimento; de um modo geral, falamos de dor quando o doente diz que lhe dói.

f. Crise: início súbito de uma doença ou agravamento súbito de uma doença crónica.

III.2.6. PROCESSAMENTO DE DADOS :

Os dados recolhidos foram introduzidos e analisados em computador utilizando o Microsoft Office Excel 2013. As análises estatísticas foram efectuadas com recurso ao software IBM IPSS (pacote estatístico para as ciências sociais). Os resultados foram apresentados sob a forma de tabelas científicas.

III.2.7. CONSIDERAÇÕES ÉTICAS :

O nosso trabalho foi efectuado no estrito respeito dos princípios éticos. Apenas o investigador principal e o supervisor geriram os dados recolhidos, de forma confidencial e anónima.

RESULTADOS

II.3. FREQUÊNCIA

Em nosso trabalho, registramos no período de janeiro a dezembro de 2018, 220 crianças com doença falciforme admitidas com uma crise vaso-oclusiva, de um total de 1520 admissões; uma frequência de 14,5%.

II.4. CARACTERÍSTICAS SÓCIO-DEMOGRÁFICAS

Os quadros I, II, III e IV apresentam as diferentes caraterísticas sócio-demográficas dos doentes.

Tabela I. Repartição dos doentes por grupo etário

Grupos etários (anos)	Trabalhadores	Percentagem
'1	0	0
1-5	53	24,1
6-10	88	40
11-15	71	32,3
'15	8	3,64
TOTAL	220	100

A tabela mostra que o grupo etário dos 6 aos 10 anos foi o mais representado, com 40% dos doentes, e nenhum doente tinha menos de um ano de idade. A idade média dos doentes foi de 9 anos. Os extremos foram 1 ano e 17 anos.

Quadro II: Repartição dos doentes por sexo

SEXO	FORÇA DE TRABALHO	PERCENTAGEM
MACHO	123	55,91
MULHERES	97	44,09
TOTAL	220	100

A tabela mostra que 55,91% dos doentes eram do sexo masculino. O rácio entre os sexos foi de 1,23.

O quadro III abaixo mostra a distribuição dos pacientes de acordo com o seu desempenho escolar. Note-se que, dos 220 pacientes, apenas 96 tinham um certificado de conclusão do ensino secundário.

Tabela III: Distribuição dos pacientes de acordo com o desempenho escolar

NÍVEL ESCOLAR	FORÇA DE TRABALHO	PERCENTAGEM
ATRASO ESCOLAR	53	55,21
SEM ATRASO EDUCATIVO	43	44,79
TOTAL	96	100

Este quadro mostra que 64 doentes não atingiram a idade escolar e 60 atingiram-na.

mas não tinham estudado. A maioria dos doentes (55,21%) estava atrasada na escola.

Quadro IV: Repartição dos doentes por grau de parentesco

Posição dos irmãos	Trabalhadores	Percentagem
1e	58	26,4
2e	95	43,2
3e	39	17,73
'3	28	12,73
TOTAL	220	100

Predominam os doentes com o 2º maior número de irmãos (43,2%)

II.5. ANTECEDENTES

Tabela V: Distribuição dos pacientes de acordo com o número de pacientes falciformes na família

Doença falciforme na família	Trabalhadores	Percentagem(%)
1	184	83,63
2	34	15,5
3	2	0,91
TOTAL	220	100

A grande maioria (83,63%) dos nossos pacientes era a única pessoa com doença falciforme nos seus irmãos.

Tabela VI: Distribuição dos doentes de acordo com a hora de início do 1º ataque vaso-oclusivo

Idade do primeiro ataque (anos)	Trabalhadores	Percentagem
'1	40	18,2
1-2	168	76,4
≥3	8	3,64
7	1	0,45
NÃO especificado	3	1,36
TOTAL	220	100

Esta tabela mostra que, na maioria dos casos, a 1ª crise vaso-oclusiva ocorreu entre os 1-2 anos de idade.

Tabela VII: Distribuição dos pacientes de acordo com a noção de síndrome mão-pé

Síndrome mão-pé	Força de trabalho	Percentagem
Não	184	83,64
Sim	36	16,36
TOTAL	220	100

A síndrome mão-pé não ocorreu em 83,64% dos doentes.

Quadro VIII: Repartição dos doentes por frequência mensal de ataques doloroso

Frequência mensal dos ataques	Força de trabalho	Percentagem
1	78	35,46
2	129	58,64
3	13	5,91
TOTAL	220	100

Os doentes que sofrem 2 ataques por mês são os mais representados, com 58,64%.

II.6. DADOS CLÍNICOS :

Quadro IX: Distribuição dos doentes de acordo com os factores que desencadearam a crise

Fator de desencadeamento	Trabalhadores	Percentagem
Esforço intenso	75	34,1
Febre	97	44,1
Frio	48	21,8
TOTAL	220	100

A febre é a mais comum, com 44,1%.

Quadro X: Repartição dos doentes por local de dor

Local da dor	Trabalhadores	Percentagem(%)
Torácica	5	2,3
Abdominal	42	19,1
OSTEOARTICULAR	150	68,2
ABDO E TORÁCICA	1	0,45
ABDO E OSTEOARTICULAR	22	10
TOTAL	220	100

A dor osteoarticular foi responsável por 68,2%

Tabela XI: Repartição dos doentes por peso

Peso	Força de trabalho	Percentagem
Peso normal	77	35
PESO INFERIOR	143	65
TOTAL	220	100

A maioria dos doentes (65%) registou um atraso no seu peso e altura.

Tabela XII: Distribuição dos pacientes de acordo com a intensidade da dor

INTENSIDADE DA DOR	FORÇA DE TRABALHO	PERCENTAGEM
1-3	34	32,7
4-5	25	24,04
6-10	45	43,3
TOTAL	104	100

Houve 116 doentes cuja dor não foi avaliada. Na nossa amostra, a maioria dos ataques dolorosos foram graves (43,3%).

Tabela XIII: Distribuição dos pacientes de acordo com o tempo de sedação com analgésicos

TEMPO DE SEDAÇÃO aos analgésicos (H)	FORÇA DE TRABALHO	PERCENTAGEM
2	155	70,5
3	30	13,6
24	35	15,9
TOTAL	220	100

Este quadro mostra que a eficácia do analgésico foi avaliada à 2.ª hora em 70% dos casos, com uma média de 13 horas.

Quadro XIV: Repartição dos doentes por tempo de sedação das crises

CONVULSÃO TEMPO DE SEDAÇÃO	FORÇA DE TRABALHO	PERCENTAGEM
≤6	40	18,2
6 e ≤12	70	31,8
'12	110	50
TOTAL	220	100

50% das dores dos nossos pacientes diminuíram em mais de 12 horas, com uma média de 9 horas.

Tabela XV: Distribuição dos doentes de acordo com a idade no 1° ataque e a frequência mensal dos ataques

frequência de idade	1	2	3
6 MESES	11	27	2
12 MESES	34	44	4
24 MESES	30	51	5
36 MESES	2	4	2
84 MESES	1	0	0
NÃO	0	3	0

A maioria dos doentes, quer se conheça ou não a idade do primeiro ataque, tem 2 ataques dolorosos por mês, com predominância nos doentes com 24 meses de idade.

Tabela XVI: Repartição dos doentes por gatilho e local da dor

Fator de assento	Torácica	Abdominal	Osteoarticulares	Abdo e torácica	Abdo e osteoarticular
Esforço intenso	0	8	58	0	9
Febre	3	22	63	1	8
Frio	2	12	29	0	5

Qualquer que seja o fator desencadeante, o local predominante da dor é osteoarticular.

Quadro XVII: Repartição dos doentes por grupo etário e factores desencadeantes

Fator idade	ESFORÇO INTENSO	FEBRE	FRIO
6-60 MESES	10	24	19
72-120 MESES	31	43	14
132-204 MESES	34	30	15

A febre é o principal fator desencadeante da dor nos grupos etários dos 6-60 e 72-120 meses, enquanto o esforço intenso é o principal fator desencadeante da dor no grupo etário dos 132-204 meses.

Quadro XVIII: Repartição dos doentes por frequência mensal de ataques e peso

Peso Frequência	Peso normal	Atraso no crescimento e no peso
1	27	51
2	45	84
3	5	8

O atraso no crescimento e no peso é predominante em todas as frequências mensais de ataques dolorosos.

Quadro XIX: Repartição por frequência mensal de crises e nível de escolaridade

BOLSA DE ESTUDO FREQUÊNCIA DAS CRISES	Escolaridade normal	Atraso escolar
1	14	22
2	27	27
3	2	4

Os doentes com escolaridade normal ou com um atraso na escolaridade têm proporcionalmente mais de 2 crises dolorosas por mês.

II.7. DADOS PARACLÍNICOS

Quadro XX: Distribuição dos doentes de acordo com a eletroforese da hemoglobina

Eletroforese HB	Força de trabalho	Percentagem
SS	188	85,45
AS	32	14 ,55
TOTAL	220	100

Os homozigotos predominam com 85,45%.

Tabela XXI: Distribuição dos pacientes de acordo com a hemoglobina de admissão

Nível de Hb	Trabalhadores	Percentagem
5	1	0,45
6	15	6,82
7	50	22,73
8	123	55,91
9	31	14,1
TOTAL	220	100

Esta tabela mostra que, na maioria dos casos, a admissão de hemoglobina foi de 8g/dl em 55,91%.

Quadro XXII: Repartição dos doentes por patologias associadas

Patologia associada	Força de trabalho	Percentagem
ENT INF.	3	3
PARASITOSE INTESTINAL	24	24
MALÁRIA	64	64
PNEUMONIA	5	5
SEPSIS	4	4
TOTAL	100	100

120 doentes não apresentavam patologias associadas. A malária predominou (64%).

II.8. TRATAMENTO

Tabela XXIII: Distribuição dos pacientes de acordo com o nível de analgésico

Nível analgésico	Trabalhadores	Percentagem
Nível I	115	52,27
Fase II	105	47,73
TOTAL	220	100

O nível analgésico mais utilizado foi o nível I, com 52,27%.

Quadro XXIV: Repartição dos doentes por utilização de medicamentos anti-inflamatórios

Anti-inflamatório	Trabalhadores	Percentagem
SIM	47	21,36%
NÃO	173	78,64
TOTAL	220	100

Esta tabela mostra que, na maioria dos casos, não foram utilizados anti-inflamatórios (78,64%).

Tabela XXV: Distribuição dos pacientes de acordo com o uso de hiper-hidratação alcalina

Hiper-hidratação alcalina	Trabalhadores	Percentagem
SIM	69	31,36
NÃO	151	68,64
TOTAL	220	100

Esta tabela mostra que a hiper-hidratação alcalina não foi utilizada na maioria dos casos (68,64%).

Tabela XXVI: Distribuição dos doentes de acordo com a utilização de antiespasmódicos

Anti-espasmódico	Trabalhadores	Percentagem
SIM	47	21,36
NÃO	173	78,64
TOTAL	220	100

Esta tabela mostra que, na maioria dos casos, não foram utilizados antiespasmódicos (78,64%).

II.9. EVOLUÇÃO

Quadro XXVII: Repartição dos doentes por duração do internamento hospitalar

Duração do internamento hospitalar	Trabalhadores	Percentagem
2	4	1,82
3	32	14,55
4	40	18,2
5	83	37,7
6	16	7,3
7	20	9,1
8	3	1,36
9	2	0,91
11	1	0,45
14	4	1,82
21	4	1,82
30	6	2,73
60	3	1,36
74	1	0,45
90	1	0,45
TOTAL	220	100

Esta tabela mostra que o tempo de internamento predominante foi de 5 dias (37,7%), com um tempo médio de internamento de 22±93 dias.

Tabela XXVIII: Distribuição dos doentes segundo a frequência mensal das crises e o nível de analgésico

Rolamento Frequência dos ataques	Nível I	Fase II
1	45	33
2	66	63
3	4	9

Apesar da predominância de 2 ataques por mês, o nível analgésico mais utilizado é o nível I.

Tabela XXIX: Distribuição dos pacientes de acordo com a intensidade da dor e o nível de analgésico

Rolamento Intensidade da dor	Nível I	Fase II
1-3(luz)	27	7
4-5(moderado)	6	19
6-10(intenso)	18	27
Não	64	52

116 doentes não tiveram a sua dor avaliada. Para a intensidade ligeira, a maioria dos

O nível mais utilizado é o Nível I, mas para intensidade moderada e intensa o nível mais utilizado é o Nível II.

Tabela XXX: Distribuição dos doentes de acordo com a eletroforese da hemoglobina e a frequência mensal dos ataques

FREQUÊNCIA ELECT. HB	1	2	3
SS	65	113	10
AS	13	16	3

Estes doentes têm mais de 2 ataques dolorosos por mês, mas os que correm

maior risco são os homozigóticos.

Tabela XXXI: Distribuição dos pacientes de acordo com o desfecho

Evolução	Força de trabalho	Percentagem
Bom	125	56,82
Errado	95	43,18
TOTAL	220	100

Esta tabela mostra que a maioria dos doentes teve um bom resultado (56,82%).

Tabela XXXII: Distribuição dos pacientes de acordo com a intensidade da crise e a duração do internamento

DURAÇÃO INTEN.	2	3	4	5	6	≥7
1-3	1	5	6	13	4	5
4-5	3	2	4	12	1	3
6-10	12	8	1	20	1	3

Este quadro mostra que, independentemente da intensidade da dor, o dia de hospitalização predominante é de 5 dias.

Tabela XXXIII: Distribuição dos doentes por tempo de internamento e patologias associadas

P.ASSOCIADOS DURAÇÃO	ENT INF.	PARASITOSE INTESTINAL	MALÁRIA	PNEUMONIA	SEPSIS
2	1	1	2	0	0
3	8	7	10	7	0
4	10	13	15	1	1
5	12	20	41	7	3
6	2	3	9	2	0
≥7	11	10	25	3	1

Este quadro mostra que, independentemente da duração da hospitalização, a doença associada mais predominante é a malária.

COMENTÁRIOS E DEBATES

Para estudar a eficácia do método da OMS de tratamento da dor por etapas analgésicas em crises de dor falciforme, realizámos um estudo no departamento pediátrico do centro de medicina mista e anemia SS sobre a gestão de crises de dor falciforme durante um período de junho a dezembro de 2019. Em nosso estudo, incluímos 220 pacientes. Escolhemos o grupo etário dos 6 meses aos 17 anos porque correspondia, por um lado, à população mais afetada pela crise dolorosa das células falciformes e, por outro, porque era o grupo etário pediátrico que predominava durante as consultas durante o período acima mencionado. Na nossa amostra, a idade média dos doentes foi de 5 anos, com extremos de 6 meses e 17 anos. A faixa etária dos 72-120 meses foi a mais afetada com 40%, seguida da faixa etária dos 132-204 meses com 35,9%. Noutros estudos, como os de Thuilliez et al em 1987 (33) e C.O. Eloundou (31), verificou-se que o grupo etário dos 72 aos 180 meses era predominante (63,33%). O mesmo acontece com Tall et al (34) e De Montalembert (35). As crises de dor falciforme afectam sobretudo crianças em idade escolar, não sendo de excluir a possibilidade de ocorrerem antes desta idade. A nossa amostra era dominada pelo sexo masculino, que representava 55,91% dos casos, seguido de 44,09% do sexo feminino, o que dá um rácio de 1,23 a favor do sexo masculino. Taxas comparáveis às nossas foram observadas anteriormente por D. Diallo (32) em 2004, ou seja, 54,5%. Pichard et al. (36), no Mali, encontraram uma nítida predominância masculina com 70%. Por outro lado, C.O.Eloundou(31), em 2002, encontrou uma predominância feminina no seu estudo, ou seja, 58,3%. O estudo recente de L.Dioné(37) constatou que o sexo masculino estava tão bem representado como o sexo feminino, com 50% cada. No nosso estudo, o atraso escolar foi observado em 55,21% dos casos. Thuilliz et al (33) encontraram um resultado próximo ao nosso (34%). No estudo de C.O.Eloundou (31), 61% dos casos foram encontrados em atraso escolar. Esta diferença pode provavelmente ser explicada pelo número significativo (29,1%) de crianças que não tinham atingido a idade escolar e 27,3% das que tinham atingido a idade escolar mas não estavam a estudar no nosso estudo. O atraso estaturo-ponderal habitualmente encontrado nos doentes falciformes também estava presente no nosso estudo, com uma predominância de 65%. C.O.Eloundou (31) encontrou um resultado próximo do nosso (30%), o que pode ser explicado pelo facto de o baixo peso aumentar com a idade. No nosso estudo, a maioria dos doentes falciformes eram homozigóticos com uma predominância de 85,5%, tal como nos estudos de C.O.Eloundou (31) e no Gabão de Thuilliez et al. (33). No nosso estudo, 83,6% das crianças eram os únicos doentes falciformes nos seus irmãos. C.OEloundou(31) encontrou um resultado semelhante com 65% dos casos. A idade do primeiro ataque doloroso foi na maioria dos casos por volta dos 2 anos (39,1%). Este resultado é contrário ao de C.O.Eloundou(31) que encontrou uma predominância por volta dos 6 meses (38,2%) como é habitual nesta patologia. No nosso estudo encontrámos um predomínio de crianças com 2 crises por mês (58,64%); o estudo gabonês de C.O. Eloundou(31) encontrou um predomínio de crianças com uma crise por mês. Esta diversidade de frequências pode ser explicada, em parte, pela qualidade dos cuidados prestados a estes doentes durante o período intercrítico e também por factores genéticos (30; 38). A maioria das crises dolorosas é desencadeada pela febre (44,1%), favorecida no nosso contexto pela malária endémica (64%). O estudo de C.O.Eloundou(31) encontrou resultados semelhantes. Aquando da admissão, a maioria das convulsões era grave (43,3%), seguida das convulsões moderadas (24,04%), mas 52,73% da amostra não foi submetida a avaliação da dor. O tempo de internamento predominante foi de 5 dias, ou seja, 37,7 dias. É próximo do estudo de C.O.Eloundou(31) que encontrou 3 dias.68,2 O estudo de C.OEloundou(31) encontrou resultados semelhantes com 81,6% dos ataques aliviados por analgésicos de fase I; 18,3% necessitaram de mudar para analgésicos de fase II. Sangaré et al na Costa do Marfim *39+ num ensaio terapêutico à base de Buprenorfina (analgésico de nível II) obtiveram um tempo de sedação de 2 dias em 84% dos doentes, enquanto Bègue e Castello-Hebreteau em França *40+ relataram um tempo de tratamento de 4 a 5 dias. Gbadoe et al *20+, tal como nós, utilizaram analgésicos de fase I e II com bons resultados. Em contrapartida, nos países ocidentais, este protocolo da OMS menciona muito frequentemente o seu estádio III, com um acesso mais fácil à morfina, se necessário.

CONCLUSÃO E RECOMENDAÇÕES

VI.a. CONCLUSÃO :

No final do nosso estudo sobre o tratamento das crises falciformes dolorosas no serviço de pediatria do centro misto de medicina e anemia SS, constatámos que :
-As crianças com idades compreendidas entre os 72 e os 120 meses foram as mais afectadas (40%).
-As convulsões graves na admissão foram as mais frequentes (43,3%), seguidas das convulsões moderadas (24,04%).
A maioria das crises foram controladas com analgésicos de fase I (52,27%), não frequentemente associados a hiper-hidratação alcalina e anti-inflamatórios não esteróides, com recurso a analgésicos de fase II em 47,73%.
-As escalas de avaliação ajudaram a sistematizar a intensidade da dor, que parece ter influência na sedação das crises.
Esta análise permitiu-nos demonstrar a eficácia deste método de tratamento da dor proposto pela OMS para as crises dolorosas das células falciformes. Sabe-se que, na ausência de tratamento, as crises dolorosas das células falciformes podem durar de algumas horas a algumas semanas.

VI.b. RECOMENDAÇÕES

Tendo em conta os resultados obtidos, recomendamos: às autoridades sanitárias que :
Fornecer aos hospitais analgésicos de primeira linha e anti-inflamatórios não esteróides como medicamentos essenciais;
-Iniciar a formação especializada em anemia falciforme e a reciclagem dos prestadores de serviços comunitários;
-Apoiar as diferentes associações envolvidas na luta contra a doença falciforme e as suas complicações
Aos médicos de :
-Tratar a doença falciforme como um problema de saúde pública que requer cuidados precoces e adequados;
-Familiarizar o pessoal de enfermagem e os doentes com as escalas de avaliação da dor e a utilização de hidroxiureia (hidreia) nas nossas instalações sanitárias;
-Através de programas de informação, educação e comunicação, promover uma

analgesia domiciliária correta, o que tem um impacto real na incidência de hospitalização destes doentes;

-Ensinar os pais a reconhecer os factores desencadeantes e os sinais de alerta.

Para as famílias:
-Assegurar o acompanhamento regular das crianças, a fim de aplicar medidas preventivas contra a ocorrência de convulsões;
-Evitar os factores que estimulam e desencadeiam os ataques;
Procurar rapidamente assistência médica em caso de ataque insuportável que resista à auto-medicação.

REFERÊNCIAS

1. N.Aloui*, N Nessib**, H.Darghouth*, I.Baccouche*, M.Sayed*, I.Bellagha*, F.Ben Chehida*, M.Ben Ghachem**, A.Hammou*. Contribuição da ressonância magnética na dor óssea febril. Estudo comparativo entre crises vaso-oclusivas na doença falciforme e osteomielite agudaë. WWW.biam2.org/biam.

2. M.Mbensa e A. Bolamba. Morbilidade na doença falciforme grave no ambiente urbano de Kinshasa, RDC. Méd. d'Afrique noire: 1981,28(5).

3. E.Fournier-Charrière, J.P.Dommergues. Dor durante a crise falciforme em crianças: semiologia, avaliação e métodos de tratamento.
grandes analgésicos. Ann. Pédiatre (Paris), 1995, 42, no 2, 105-114.

4. P. Begue & B.Castello-Herbreteau. Doença falciforme em crianças e adolescentes. Prise en charge en 2001 Bull Soc Pathol. Exot, 2001 94, 2 ; 85-89.

5. I.Diagne, N.D.R.Diagne-Gueye, H.Signate-Sy, B.Camara, PH.Lopez-Sall, A.Diack- M'baye, M.Sarr, M.Ba, H.D.Sow, N.Kuakuvi.
Gestão da doença falciforme em crianças em África: experiência da coorte no Hospital Pediátrico Albert Royer em Dakar. Med.Trop 2003; 63: 513-520.

6. C. O. Eloundou. Gestão da crise dolorosa das células falciformes segundo os critérios da OMS. Um estudo num hospital pediátrico em Libreville. Tese médica. Bamako: 02-M- 32.

7. Por Wal Fadjiri (Dakar) 28 de janeiro de 2004 publicado em ufctogo.com 1 de fevereiro de 2004. Tratamento da anemia falciforme: Terapia genética para curar a anemia falciforme. http://www.ufctogo.com/article.php3?id article=263

8. M. Sangaré. Inquérito aos prestadores de cuidados de saúde sobre a gestão da doença falciforme em crianças em Bamako. Tese médica. Bamako: 05-M-15.

9. D. Diallo. Acompanhamento de crianças com doenças cardiovasculares de 0-15 anos no serviço de pediatria do CHU GT. Tese de doutorado. Bamako: 04 -M - 16.C. Soumano. Conhecimentos e atitudes práticas das mães em relação aos cuidados com as crianças falciformes nos lares de Bamako. Tese médica. Bamako: 05-M-16.

10. P. Beauvais. Drépanocytose expansion scientifique française 1981,98.616-15- BEA

11. Associação francesa para o rastreio e a prevenção das deficiências infantis. Como educar uma criança com doença falciforme. WWW.afdphe.ass.fr Edição de maio de 2001.

12. F. Galacteros. Bases fisiopatológicas da doença falciforme, manejo e tratamento atual. Bull Soc Pathol. Exot, 2001, 94, 2, 77-79.

13. I. Soares. Diagne, G.M.M, A**. Gueye, Diagne Gueye.ND.R.*, Fall.*, B*.Camara, S*.Diouf, M*. Fall. Infecções em crianças e adolescentes senegaleses com doença falciforme: aspectos epidemiológicos. Dakar Médical, 2000, 45, 1,55-58.
14. Meddeb. Nihel*, Gandoura Najoua, Gandoura .Moncef ,Sellami.S. Manifestações ostéo-articulares da drépanocitose. La Tunisie médicale -vol : 81- No 07,2003 ; 441-447.
15. P.Acar*, C.Maunoury**, M de Montalembert*** e Y.Dulac*. Anomalias de perfusão miocárdica na doença falciforme infantil: um estudo de tomoscintigrafia do miocárdio. Archives des maladies du cœur et des vaisseaux, tome 96, no 5, May 2003.
16. A. Tchango Kwethen. Manifestações renais associadas ao gene falciforme no serviço de nefrologia e hemodiálise do Hôpital du Point G de Bamako, Mali. Tese de doutorado em medicina. Bamako: 2004-M-104.
17. Y. L. Diallo. Les complications ostéo-articulaires chez les drépanocytaires au Mali à propos de 31 cas. Tese med. Bamako: 2001-M-50.
18. P.Aubry, E.TouzeJ. Dupla heterozigotia SC com osteonecrose: um caso clínico em medicina tropical. La Duraulie ed. 1990, pp.184-185.
19. A.D.Gdadoe*, N.Kampatibe**, B.Bakonde*, J.K.Assimadi*, K.Kessie. Atitudes terapêuticas em relação à doença falciforme nas fases crítica e intercrítica no Togo. Méd. d'Afrique Noire: 1998,45 (3).
20. M.C.Rahimy. Problemas colocados pela transfusão de crianças com doença falciforme em África. Archives de pédiatrie 12 (2005) 802-804.
21. Dor na doença falciforme. Página impressa em http://WWW.ledamed.org.
22. Ammar Jamel-Ghrairi Hedia-El Mekki FathiA-Aissa Imen-Hamzaoui Agnès. Síndromes torácicas agudas na doença falciforme: etiologias surpreendentes. A propos de trois cas avec revue de la littérature. Tunisie médicale- vol : 81-No05, 2003 ; 345-350.
23. H.Sibai*, A.Sakoute, M.Yaakoubi, M.Fehri. Priapismo e infeção pulmonar em crianças. Annales d'urologie 37 (2003) 143-145
24. MDe Montalembert. Emergências em crianças com anemia falciforme Réan. Cuidados intensivos. Méd. Urg. , 1994,10 (2) ; 81-87
25. AWA DEMBELE. Prise en charge de la crise douloureuse drépanocytaire selon les critères de l'OMS ; thèse de médecine 2008 ; 45-60
26. CENTRO REGIONAL DE TRANSFUSÃO DE SANGUE. Fisiologia dos glóbulos vermelhos e fisiopatologia da anemia; 2004: 62-83
27. Piel FB, Patil AP, Howes RE et al, Global epidemiology of sickle haemoglobin in neonates, Lancet.2013;381 (9861):142-5.PubMed/Google Scholar

28. ABDALA K.A.,MABIALA BABELA J.R.,SHINDANO M.E. Aspectos epidemiológicos, clínicos e terapêuticos de crianças com doença falciforme no hospital geral de referência de Kindu, Rev.Afr.Méd et S.P/No 1-Vol. 2 junho 2018.

29. E.Fournier-Charrière, J.P.Dommergues. Dor durante a crise falciforme em crianças, semiologia, avaliação e métodos de tratamento: o papel dos analgésicos principais. Ann. Pédiatre (Paris), 1995, 42, no 2, 105-114.

30. C. O. Eloundou. Gestão da crise dolorosa das células falciformes segundo os critérios da OMS. Um estudo num hospital pediátrico em Libreville. Tese médica. Bamako: 02- M-32

31. D. Diallo. Acompanhamento de crianças com doenças cardiovasculares de 0-15 anos no serviço de pediatria do CHU GT. Tese de doutorado. Bamako: 04 - M - 16.

32. V.Thuilliez, V.Ditsambou, JR.Mba, Mba. Meyo. S, J.Kitengue. Aspectos actuais da doença falciforme em crianças no Gabão.
Arq. Pédiatre 1996; 3 :668-74.

33. F.Talla , P.Agranat, O.Traoré , B.Nacro , A.Traoré. Doença das células falciformes em pacientes pediátricos no Burkina Faso. Drépanocytose et santé publique 1990 :165-74

34. M. De Montalembert, M.Guilloud. Bataille, J. Feingolde, R. Girot. Epidemiological and clinical study of sickle cell disease in France, French Guyana and Algeria. Eur. J. Haematol; 1993; 51:136-40

35. E.Pichar, B.Duflo, S.Coulibaly, B.Mariko, J.L.Mosempes, H.A.Traoré, A.D.Diallo. Avaliação da eficácia dos tratamentos durante as crises osteoarticulares dolorosas na doença falciforme: o exemplo da pentoxifilina. Bull.Soc.Path.Ex, 1987, 80 :834-40.

36. L.Dioné Les activités de l'unité fonctionnelle de prise en charge et de suivi des enfants drépanocytaires : Balanço de um ano no serviço de pediatria do CHU-GT. Tese; Méd. 2007

37. A.Moussavoua*, Y.Vierina, C.Eloundou-Orima, M.Keitab. Tratamento da dor segundo os critérios da Organização Mundial de Saúde. Archives de pédiatrie 11 (2004) 1041-1045.

38. A.Sangaré, K.G.Koffio, L.Sanogo, A.H.Touré, A.Allangba, A.Tolo, F.H.Coulibaly, N'Dhatz, J.P.Elenga. Ensaio terapêutico de Buprenorfina (Temgesic) no tratamento de crises dolorosas de células falciformes. Méd. Afr. Noire 1998,45(2) :138-43

39. P. Begue & B.Castello-Herbreteau. Doença falciforme em crianças e adolescentes. Prise en charge en 2001 Bull Soc Pathol. Exot, 2001 94, 2 ; 85-89.

APÊNDICES

CARTA DE INQUÉRITO

I. IDENTIFICAÇÃO DO PACIENTE

Q1 Nome ; Nome do posto :

Q2 Idade :

Q3 Sexo :

Endereço Q4 :

Q5 Posição dos irmãos :

Q6 Nível de ensino :

Q7 Número de crianças com células falciformes na família: Q8 Eletroforese de hemoglobina :

Q9 Grupos sanguíneos :

Q10 Idade do primeiro ataque :

Q11 Frequência anual dos ataques :

Q12 Síndrome mão-pé :

II. EXAME FÍSICO À ENTRADA

Q13 Peso :

Q14 Tamanho :

Q15 Perímetro braquial :

Q16 Existência de um atraso estaturo-ponderal sim ou não Q17 Existência de um atraso escolar sim ou não

III. ANÁLISE E AVALIAÇÃO DA CRISE DA DOR

Q18 Dor avaliada sim ou não Q19 Intensidade :

Q20 Localização da dor :

Q21 Sinais de dor que o acompanham: Q22 Factores que desencadeiam o ataque:

1. esforço físico
2. frio
3. febre
4. outros: Q23 Patologias associadas :

IV. TRATAMENTO DA CRISE

Q24 Admissão ao tratamento :Analgésico :

Antiespasmódico: hiper-hidratação alcalina: Anti-inflamatório:

Q25 Utiliza outros analgésicos :

Q26 Tratamento adjuvante :
Q27 Outros tratamentos :

V. RESULTADO
Q28 Duração do internamento por crise vaso-oclusiva

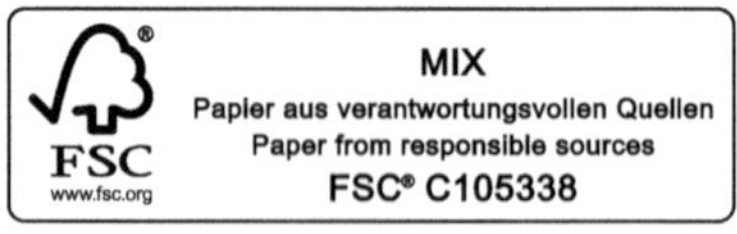

Printed by Books on Demand GmbH, Norderstedt / Germany